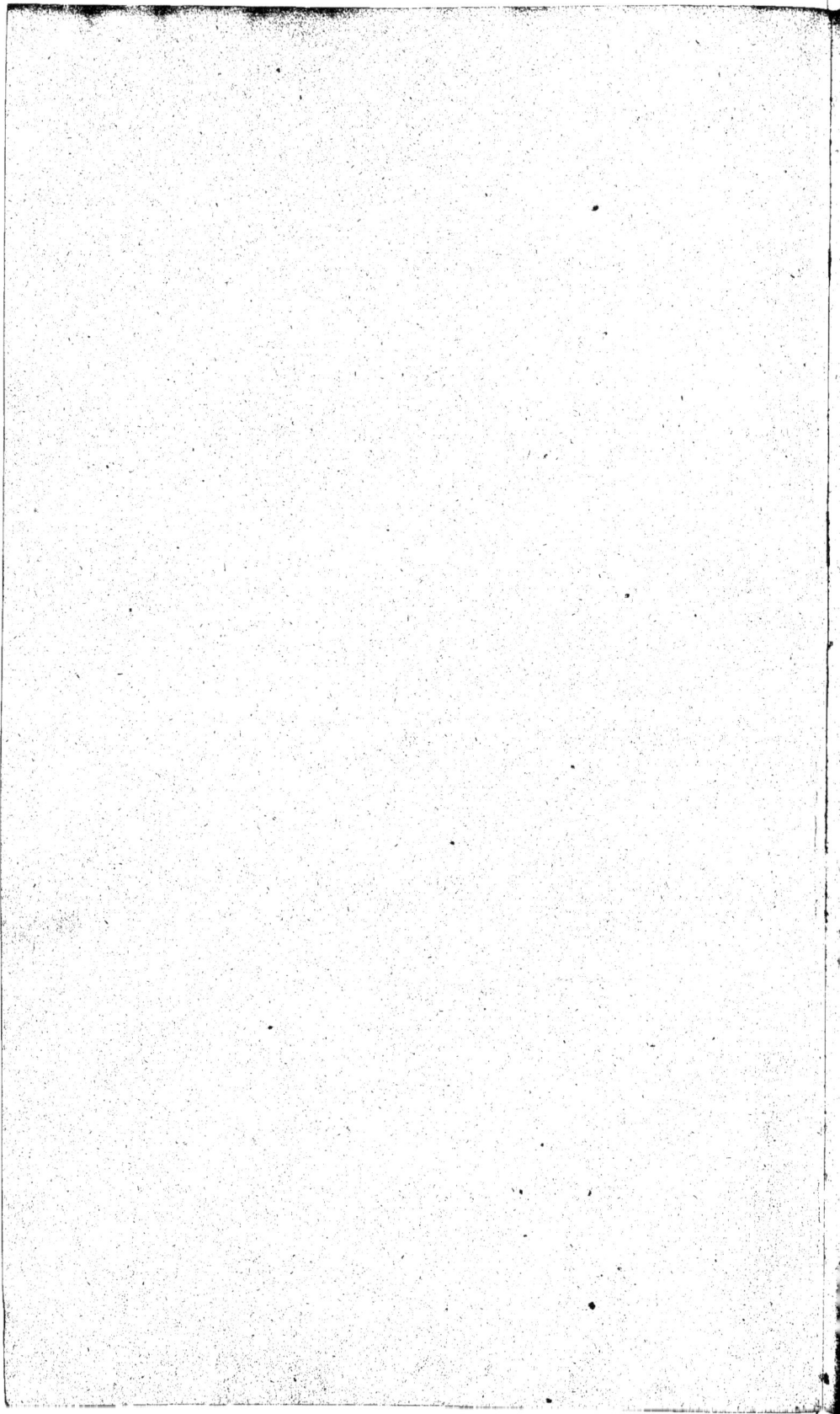

LES
PROPORTIONS
DU
CORPS HUMAIN,

Mesurées sur les plus belles Figures de l'Antiquité.

PAR GÉRARD AUDRAN, GRAVEUR.

NOUVELLE ÉDITION, DÉDIÉE AUX ÉCOLES CENTRALES.

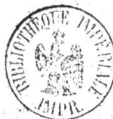

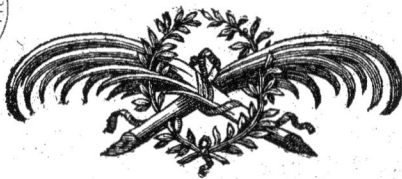

A PARIS,

Chez JOUBERT, graveur, Marchand d'Estampes & Successeur de J. F. CHÉREAU, rue de Sorbonne, aux deux Piliers d'or. *

M. DCCCI.

An IX de la République (1801 vieux style.)

*. Le Public voudra bien ne pas confondre cette nouvelle adresse, avec mon ancien domicile, actuellement occupé par le C. DEFEUILLE, lequel ayant acquis la *maison d'habitation* que j'occupois, a substitué l'Enseigne des *deux Pilastres d'or*, à celles des *deux Piliers d'or* qui, depuis plus de 150 ans, servoit d'indication à la *maison de Commerce* que je tiens aujourd'hui. Je préviens donc le Public qui pourroit être induit en erreur, qu'il n'est resté, dans mon ancien domicile rue des Mathurins, aucun des Objets qui constituent le fond de Commerce connu sous le nom des *deux Piliers d'or*, & qu'ils ont tous été transportés *rue de Sorbonne*, adresse cy-dessus.

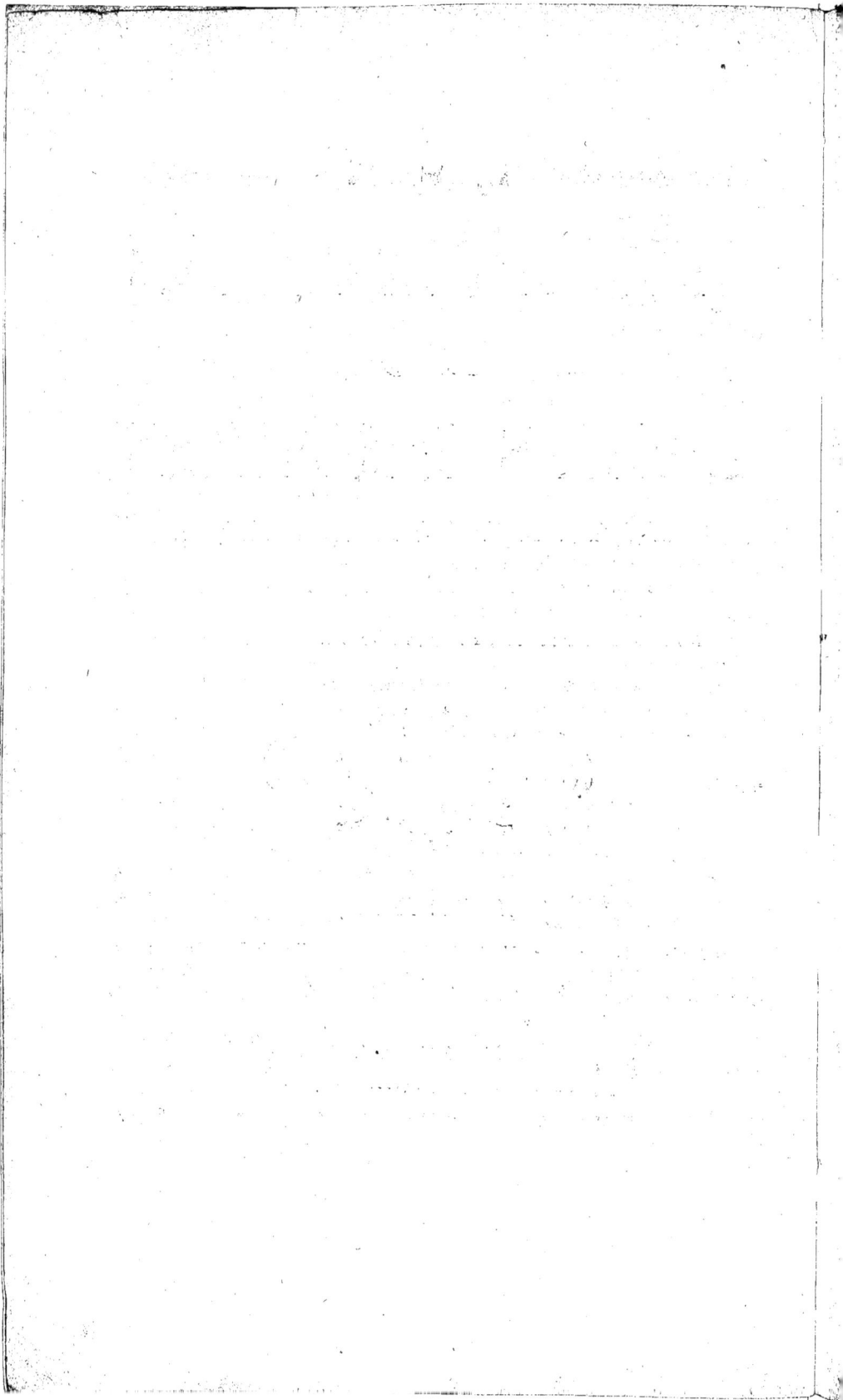

DISCOURS PRÉLIMINAIRE.

IL feroit fuperflu de m'étendre en longs difcours, fur le befoin qu'ont tous les Deffinateurs, de connoître parfaitement les proportions du Corps humain. On fait affez que fans cette connoiffance, ils ne peuvent faire que des figures eftropiées ou monftrueufes.

Tout le monde convient de ce principe, à le regarder en général; mais chacun l'adopte et le pratique d'une manière différente. La difficulté confifte à trouver des règles certaines, pour la jufteffe & la nobleffe des proportions. Cela paroît d'abord fort aifé; car, puifque la perfection de l'art confifte à bien imiter la nature; il femble inutile de confulter d'autre maître qu'elle, & de chercher d'autre type de perfection que le Corps humain, généralement confidéré. Il fembleroit donc fuffifant, dis-je, de travailler d'après les modèles vivans. Mais avec un peu de réflexion, on fentira qu'il ne fe trouve que rarement, des modèles dont toutes les parties foient également belles & dans une jufte proportion. Il ne faut donc choifir que ce qu'il y a de beau dans chacun, & ne prendre que ce qu'on nomme avec raifon la belle Nature. Mais qui ofera préfumer ne pas fe tromper dans un tel choix?

Nos plus grands Maîtres s'y trouvent embarraffés & ne font prefque jamais d'accord entre eux; ils fe forment différentes idées de la *beauté* & la déterminent prefque toujours, fuivant les préjugés du pays qu'ils habitent, ou d'après les impreffions qu'ils reçoivent chacun, de leur tempérament particulier.

Je dis les préjugés de leurs pays: car les hommes, dans leur air & leurs manières, tenant toujours beaucoup du climat où ils font nés, les Artiftes fe forment infenfiblement un goût particulier d'après les objets qu'ils ont fans ceffe fous les yeux; s'en rempliffent l'imagination & les reproduifent, fans prefque s'en appercevoir, dans la compofition de leurs figures & de leurs ouvrages.

De là, la diftinction qui s'eft établie entre les Peintres & qui a caractérifé la *manière* de travailler ou le *faire* des Artiftes de chaque Nation, en difant: tel ouvrage eft dans le genre ou le goût de telle *Ecole*, mot pris, alors, dans la même acception que *pays*.

A l'égard du tempérament, il agit encore plus puiffamment en nous. Comme il fait la diftinction la plus effentielle d'un homme avec un autre, il a part à tout ce que nous faifons. C'eft dans ce fens qu'on dit avec raifon, qu'un Peintre fe peint lui-même dans fes ouvrages; & fi nous avions affez de pénétration ou de réflexion, nous y pourrions lire fes inclinations dominantes. Un fentiment inné, & dont prefque toujours on ignore la caufe, détermine fon choix & lui fait conformer fes figures, à l'air des perfonnes pour lefquelles il fe fent du penchant, ou avec lefquelles il a l'habitude de vivre.

Il eft fi vrai que le tempérament conduit le génie & détermine le genre de productions dans les Arts, que les Artiftes, prefque généralement, ne s'occupent que d'un genre. L'un ne peindra que des Sujets aimables ou comiques; l'autre des Batailles; celui-ci des Jeux d'Enfants; celui-là des Animaux ou des Fleurs; celui-ci des Marines ou des Forêts; un autre enfin, des Sujets fombres ou terribles.

DISCOURS PRÉLIMINAIRE.

Si l'on prenoit la peine de les obferver d'après cette remarque, on trouveroit que la façon de vivre des uns & des autres, répond au genre de leurs productions; & que le caractère de leur efprit eft marqué, non-feulement dans le choix & l'enfemble des fujets qu'ils traitent, mais encore dans chaque figure en particulier.

Ajoutons à tant de préventions dont un Artifte eft entouré, celle qu'il reçoit du Maître fous lequel il apprend, & de la *manière* duquel il retient prefque toujours quelque chofe. Sur quoi nous pouvons remarquer, que ce qu'on appelle *manière* en Peinture, eft communément un défaut, un mode de travail qui nous a plu d'abord, que nous outrons par habitude, qui finit par être invifible à nos propres yeux, mais qui s'eft tellement identifié avec notre imagination, qu'il fe reproduit dans tous nos ouvrages.

Que doit donc faire un Deffinateur, au milieu de tant de difficultés? Confulter l'*Antique* avec une entière confiance. Les Sculpteurs qui nous ont laiffé les belles figures qui nous reftent, fe font heureufement tiré de cet embarras. Quelques-unes de ces difficultés ne l'étoient pas pour eux, & ils ont fu parfaitement furmonter les autres, & voici comment :

A l'égard du pays, ils travailloient dans la Grèce ou dans l'Italie ; & l'on fait affez que l'une étoit fertile en beautés, & l'autre étant la maîtreffe du monde, tout ce qu'il y avoit de rare & de beau, y abondoit de toutes parts.

A l'égard du tempéramment, fans doute ils en fentoient comme nous l'influence; & ce feroit une mauvaife difpofition pour les Arts, qu'une infenfibilité naturelle ; parce que cette froideur fe feroit fentir défagréablement dans leurs productions ; mais ces grands hommes ne fe laiffoient pas tellement prévenir ou guider par leurs paffions, qu'ils n'obfervaffent également tout ce qui étoit à éviter ou à admettre dans les différens caractères de leurs figures; & cela avec une fidélité, une précifion telles, que perfonne, depuis tant de fiècles, n'a encore atteint ce haut degré de perfection où ils ont porté leurs ouvrages.

On peut avancer hardiment, qu'ils ont en quelque forte furpaffé la Nature; car, bien qu'il foit vrai de dire qu'ils n'ont fait que l'imiter, cela doit s'entendre de chaque partie ifolément confidérée, mais jamais pour le tout enfemble; & la nature humaine n'a jamais fourni de modèle auffi parfait dans toutes fes parties, que le font quelques-unes de leurs figures. Ils ont imité les bras de l'un, la tête de l'autre, les jambes d'un troifième, &c. raffemblant ainfi dans une feule figure, les beautés éparfes qu'ils avoient étudiées & recueillies, fuivant qu'elles pouvoient convenir au fujet qu'ils vouloient repréfenter. Ainfi nous voyons qu'ils ont raffemblé dans l'*Hercule*, tous les traits qui caractérifent la force; & dans la *Vénus*, la délicateffe des formes & les grâces qui peuvent former une beauté achevée. Ils ne plaignoient ni le temps ni les foins, & il s'en eft trouvé qui ont travaillé toute leur vie, dans l'unique but de produire une feule figure parfaite.

Trois puiffants motifs les animoient : la Religion, la gloire & l'intérêt. Ils regardoient comme une forte d'acte religieux, de mettre tant de nobleffe & de grandeur dans les figures de leurs Dieux, qu'elles puffent attirer l'amour & la vénération des Peuples. Leur propre gloire y trouvoit fon compte, parce qu'on leur décernoit des honneurs finguliers quand ils avoient réuffi ; & quant à leur fortune, ils n'avoient plus befoin de s'en mettre en peine, dès qu'ils étoient parvenus à un certain degré de mérite.

DISCOURS PRÉLIMINAIRE.

Indépendamment de ces raifons qui, n'en doutons pas, ont contribué le plus à former des grands hommes; il eft certain qu'il y a des fiècles heureux, tels qu'ont été ceux d'Alexandre, d'Augufte & de Louis XIV. Aujourd'hui, nous vivons dans un temps où l'on peut efpérer de voir les beaux Arts refleurir & reprendre leur influence falutaire; nous atteindrons peut-être enfin à la perfection des Grecs & des Romains dans leurs ouvrages, objets perpétuels de notre admiration & de nos refpects.

Cependant, il ne faut pas que notre eftime pour les anciens, toute fondée qu'elle eft, nous aveugle & nous faffe admirer également toutes les figures antiques qui nous font parvenues. Comme il y avoit des Maîtres, il y avoit auffi des Elèves, dont quelques ouvrages font parvenus jufqu'à nous, bien qu'ils ne méritent guères le foin qu'on a pris de les conferver. C'eft pourquoi, dans le grand nombre qui nous refte, j'ai choifi celles qui ont l'approbation la plus univerfelle; que les plus fameux artiftes regardent comme les modèles les plus parfaits & les meilleurs à confulter pour l'étude.

Comme ce font ces figures qu'il faut principalement étudier, il eft bon d'obferver que dans les plus belles, on remarque des chofes qu'on prendroit affurément pour des défauts, fi on les appercevoit dans les ouvrages d'un *moderne*. Par exemple : le *Laocoon* a la jambe gauche plus longue que l'autre de quatre minutes de module; l'*Apollon* a la jambe gauche plus longue que la droite, d'environ neuf minutes; la *Vénus* a la jambe pliée, plus longue environ d'une partie & trois minutes que celle qui porte; la jambe droite du grand Enfant du *Laocoon*, eft plus longue de près de neuf minutes que la gauche.

Au lieu de blâmer légèrement, il faut refpecter, admirer peut-être ces fautes apparentes. Il faut croire que les Auteurs de fi beaux ouvrages ont eu leurs raifons pour agir ainfi; il y auroit de la témérité à les condamner; il feroit beaucoup plus honorable & plus inftructif pour nous, d'examiner fi ces grands Hommes ne les ont pas faites à deffein.

Entre plufieurs confidérations qui ont pu les déterminer & qui nous échapent; celle du *raccourci* peut avoir été la plus forte, & voici comment je conçois la chofe. Ces figures étoient faites pour être principalement vues de certains côtés, à des hauteurs & des diftances qui pouvoient changer les apparences de l'objet. Les parties que nous avons remarquées, paroiffant alors en *raccourci*, auroient femblé trop courtes & par conféquent défectueufes, & c'eft ce qui peut avoir décidé à les tenir plus grandes; il faut de là, tirer une leçon importante : c'eft que lorf-qu'une figure doit être vue de tous côtés & à une diftance telle qu'on la puiffe entièrement examiner ; il faut donner les proportions telles que nous les trouvons dans l'antique, aux parties qui fe font voir fans aucun raccourci. Mais fi la figure devoit être placée en des lieux ou à des diftances, qui en dérobaffent quelque partie à nos yeux; alors il feroit beau, peut-être néceffaire, d'ufer de ces favans artifices, que les anciens ont employé avec tant d'adreffe & de fuccès.

Les figures que je préfente n'étant point ombrées; & les parties qui devroient paroître rondes, ne préfentant qu'une fuperficie platte, par ce défaut d'ombre, pourront paroître courtes au premier coup-d'œil; mais qu'on ne s'y trompe pas, elles font dans les proportions convenables. Pour s'en convaincre, on n'a qu'à les deffiner de la même grandeur qu'elles font tracées, &

DISCOURS PRÉLIMINAIRE.

puis les ombrer avec foin ; elles paroîtront alors de la plus grande légèreté & de la proportion la plus exacte.

Je me fuis attaché, fur-tout, à éviter l'incertitude ou l'arbitraire ; je ne donne rien d'après moi-même ; j'ai tout mefuré fur *l'antique*. Mais je n'ai rien tracé fur le papier, qu'après avoir marqué au compas toutes les mefures, afin que ces mefures tombaffent d'accord avec mes chiffres.

J'ai choifi des figures de différens caractères, & je les ai mefurées de plufieurs côtés, pour plus d'inftruction & d'utilité. J'ai difpofé les mefures, de manière qu'elles puiffent être utiles aux Artiftes de tous les genres & dans tous les cas.

Le Sculpteur y trouvera, plus qu'un autre, des chofes qui lui font particulieres ; car fon art ne feignant rien & repréfentant les figures avec toutes leurs dimenfions effectives, il pourra promener fon compas fur tous les endroits dont il doutera.

Le Peintre ou le Graveur y trouveront également quantité de chofes utiles ; parce que de quelque côté qu'une figure fe préfente, il y a toujours beaucoup de parties mefurables. J'ai imaginé en outre, deux manières de mefurer, différentes de l'ordinaire : l'une fervira pour les parties fuyantes, on la trouvera dans la feptième planche ; & l'autre pour les parties en *raccourci ;* elle eft indiquée dans la planche dix-huitième.

Certains Peintres feroient fort embarraffés peut-être, fi l'on portoit le compas fur toutes les parties de leurs ouvrages qui peuvent être mefurées. Plufieurs échappent à la critique, à la faveur des graces & de la magie de la couleur ; mais qu'ils ne fe flattent pas ! le brillant du coloris, la richeffe de la compofition, ni le mérite d'une expreffion jufte & bien prononcée, ne conftitueront jamais un beau tout & n'offriront que l'apparence du vrai mérite, fi elles ne font pas foutenues de la correction du Deffin. Toutefois, il ne faut pas perdre courage ; le travail & l'affiduité finiffent par arriver à la perfection ; & l'on peut foumettre à la févérité du compas les ouvrages de Raphaël, du Pouffin, du Carache & d'autres Maîtres célèbres. Il en eft même aujourd'hui, qui ne craindroient pas la rigueur d'un tel examen. Si leur modeftie m'empêche de les nommer, qu'on examine leurs ouvrages ; on trouvera dans leurs tableaux, la précifion, les proportions & les graces, réunies au même degré.

Cependant, lorfque je fais l'éloge des Artiftes dont on peut mefurer les figures avec le compas, je fuis bien éloigné de confeiller la pratique d'une méthode femblable ; il faut l'éviter au contraire ; elle retarderoit les progrès de l'Elève. Il faut accoutumer l'œil à l'exactitude, il fera le compas le plus fûr dans la pratique ordinaire ; il faut garder ce moyen pour réfoudre en certaines occafions, les difficultés qui peuvent fe préfenter fur l'exactitude des proportions.

Ce qui rend cet ouvrage intéreffant & précieux, c'eft qu'il a *l'antique* pour bafe & pour règle. *L'antique* préfente des ouvrages admirables ; les plus grands Maîtres en ont fait leur étude particulière, ils lui doivent leur fuccès & leur gloire. J'en ai recueilli les proportions pour en faire fortir le mérite & concourir à la perfection de l'Art. Je les offre aux Elèves, comme les meilleures leçons qu'ils puiffent recevoir.

AVERTISSEMENT.

Pour se servir utilement de ces mesures, il faut savoir : que les habiles Peintres & Sculpteurs sont dans l'usage de faire leurs figures un peu surbaissées, l'expérience ayant démontré qu'elles en acquéroient plus de grace & de souplesse. Les moyens par lesquels se font ces surbaissements sont : le pli des hanches, 2°. la courbure des reins, 3°. le panchement de la tête. Tout cela véritablement, est peu de chose dans certaines figures, comme l'*Apollon* qui est tout droit; mais dans d'autres figures, telles par exemple que l'*Antinoüs*, la diminution est d'environ une partie & dix minutes. Lors donc qu'une telle figure est indiquée avoir telle hauteur, cela ne veut pas dire, qu'à mesurer la statue depuis le sommet de la tête jusqu'à plante des pieds, dans l'attitude où elle est, on y trouva effectivement la hauteur annoncée ; mais qu'elle l'auroit si elle étoit droite comme un terme, également posée sur deux pieds, & abstraction faite du surbaissement dont nous venons de parler.

Cela posé, j'ai mesuré mes figures dans la hauteur qu'elles auroient si elles étoient droites. J'ai marqué ce qu'il y a de diminué dans quelques endroits, & j'ai pris mes principales mesures sur les parties qui se trouvent dans toute leur étendue.

J'ai réglé les mesures de la figure entière par rapport à la tête, suivant la méthode la plus ordinaire. La tête se divise en quatre parties, savoir :

1°. Depuis le dessous du menton jusqu'au dessous du nez ;

2°. Depuis le dessous du nez jusqu'au dessus, entre les deux sourcils;

3°. Depuis le milieu des sourcils jusqu'à la naissance des cheveux sur le front;

4°. Depuis la naissance des cheveux jusqu'au sommet de la tête.

Chaque partie se divise en douze minutes, & la minute en $\frac{1}{2}$ $\frac{1}{3}$ $\frac{1}{4}$.

P signifie : ———— partie.

M ———————— minute.

$M\frac{1}{2}$ ——————— demi-minute.

$M\frac{1}{3}$ ——————— tiers de minute.

$M\frac{1}{4}$ ——————— quart de minute.

1 $M\frac{1}{2}$ ——————— minute & demie.

J'ai mesuré la figure représentant la *paix des Grecs*, par pieds, pouces & lignes; pour plus grande exactitude & parce qu'elle est fort petite ; mais le rapport avec les mesures prises sur la tête est parfaitement exact. Cette figure a quarante-cinq pouces sept lignes; ce qui revient à trente parties de tête. On pourra donc réduire les mesures de la manière qu'on trouvera la plus commode.

La Propriété de cet ouvrage est reconnuë, depuis le 19 Février 1683.

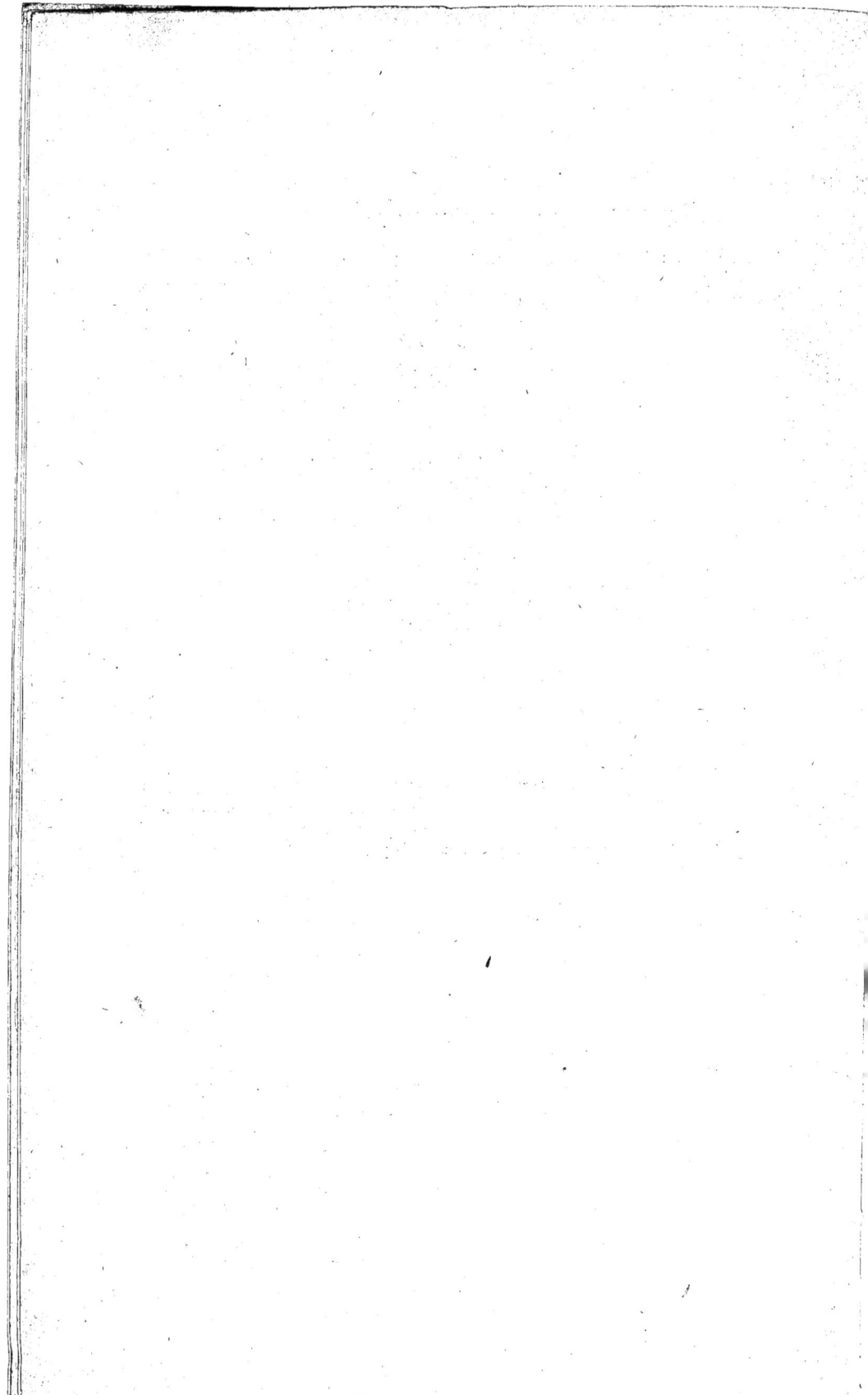

La Statue de Laocoon à de hauteur 7 testes 2 parties 3 minutes elle à toûiours
fait ladmiration des plus fameux dessignateurs, et plusieurs n'ont point fait
de difficulté de luy donner le premier rang entre toutes les figures antiques
C'est vn Groppe composé de la figure de Laocoon, de celle de ses deux fils
2ᵉ de Leneide V. 201; Le tout est d'vn seul bloc de marbre trauaillé
par trois celebres Sculpteurs Agesander, Polydore, et Athenedore.

le suiet est en Virg.
de concert

Pl. Liu. 36 Ch. 5.

Ce Vend a Paris Chez Audran Rue S. Jacques
aux deux Piliers d'ór. Auec priuilege du Roy.

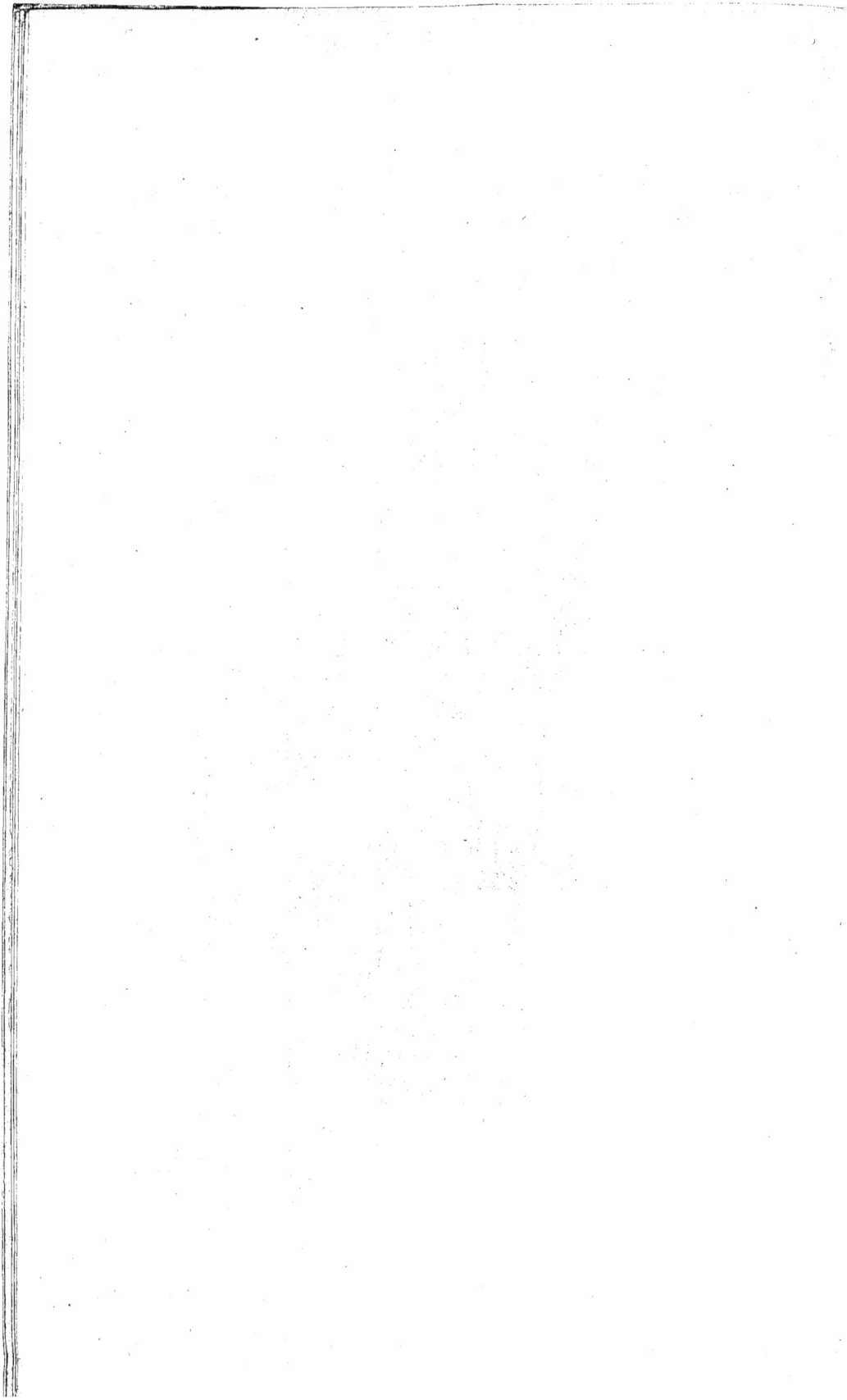

Laocoon a de hauteur 7 testes 2 parties 3 minutes.

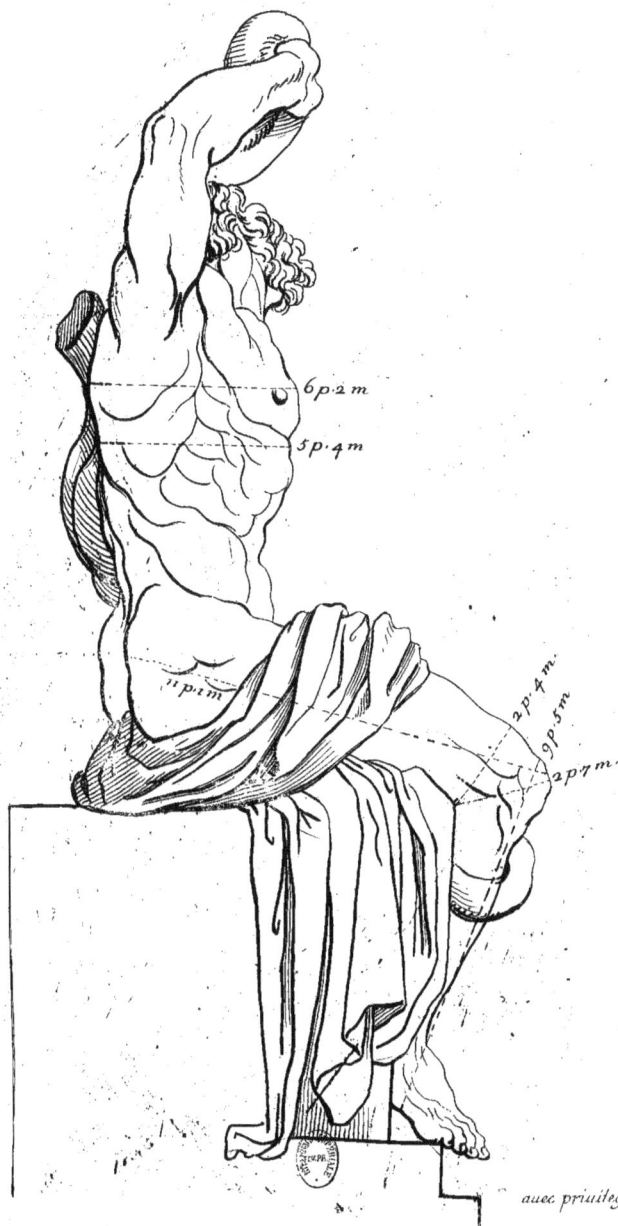

6 p 2 m

5 p 4 m

11 p 1 m

2 p 4 m

9 p 5 m

2 p 7 m

auec priuilege   2

Laocoon a de hauteur *7 testes 2 parties 3 minutes*

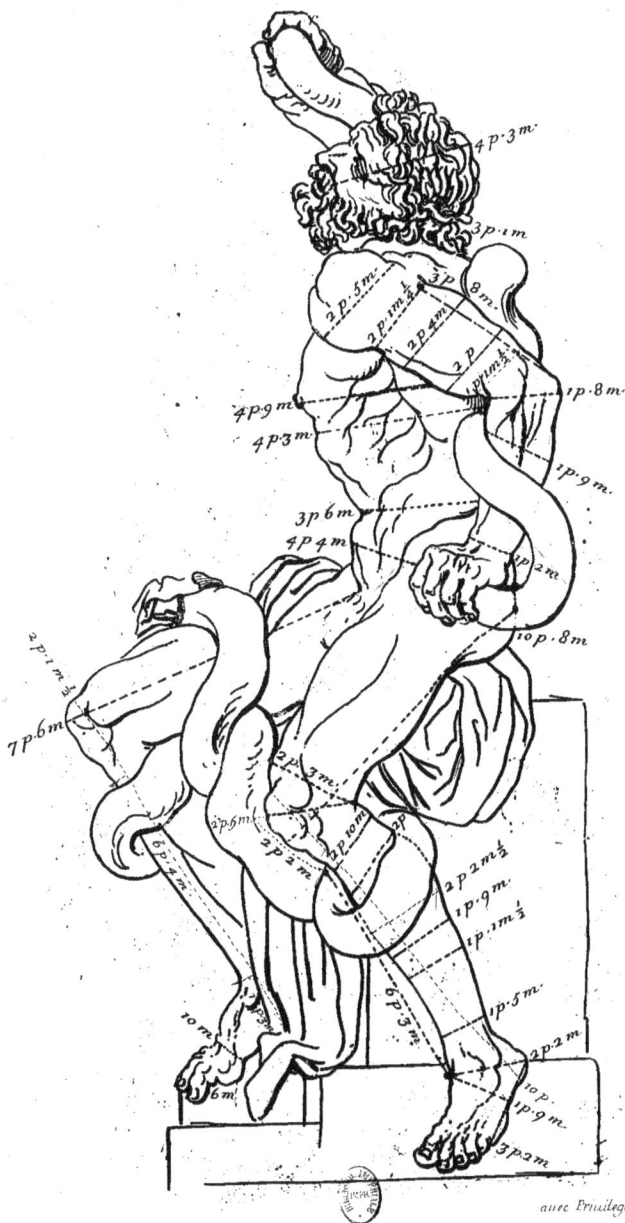

4 p. 3 m.

3 p. 1 m.

2 p. 3 m.

2 p. 1 m.

3 p.

8 m.

2 p. 4 p.

2 p. 1 m.

2 p.

1 p. 1 m.

1 p. 8 m.

4 p. 9 m.

4 p. 3 m.

1 p. 9 m.

3 p. 6 m.

4 p. 4 m.

1 p. 2 m.

10 p. 8 m.

2 p. 1 m.

7 p. 6 m.

2 p. 3 m.

2 p. 5 m.

1 p. 10 m.

2 p. 2 m.

2 p. 2 m. ½

1 p. 9 m.

1 p. 1 m. ½

6 p. 4 m.

1 p. 5 m.

6 p. 3 m.

2 p. 2 m.

10 m.

10 p.

1 p. 9 m.

6 m.

3 p. 2 m.

3

Laocoon a de haulteur 7 testes 2 parties 3 minutes.

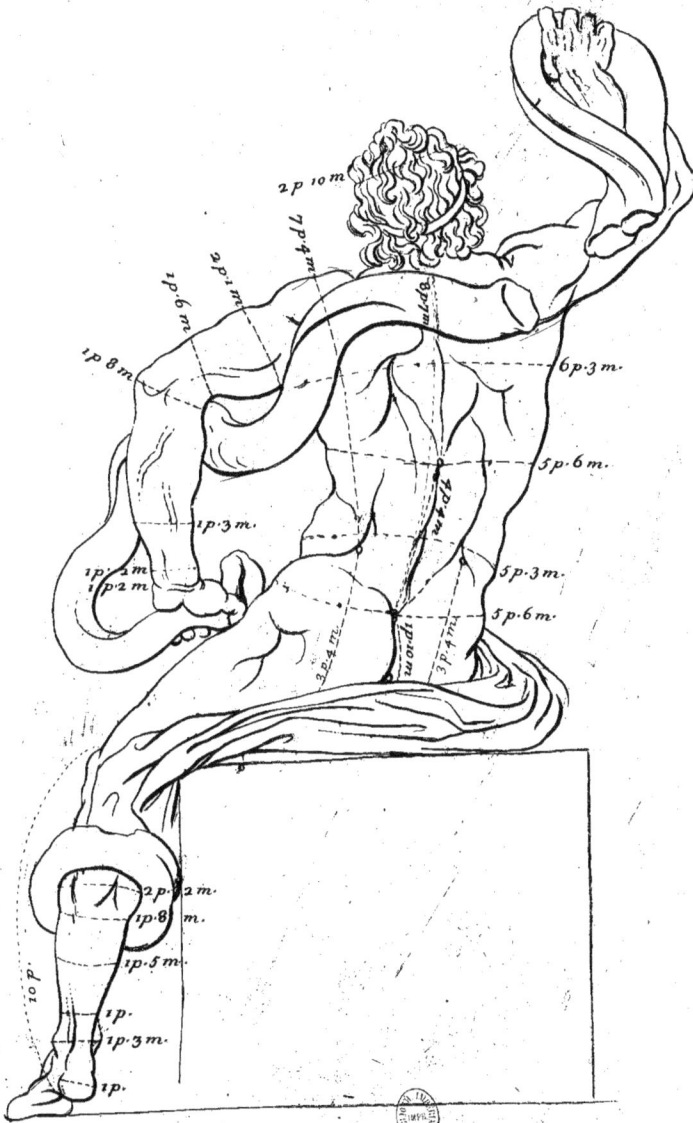

2p. 10m.

7p. 4m.

2p. 1m.

1p. 6m.

1p. 8m.

6p. 3m.

5p. 6m.

1p. 3m.

1p. 2m.
1p. 2m.

5p. 3m.

5p. 6m.

3p. 4m.

3p. 4m.

2p. 2m.
1p. 8m.

1p. 5m.

10 p.

1p.
1p. 3m.

1p.

auec. priuilege

4

La Statue d'Hercule dit de Farnese à 7 testes 3 parties 7 minuttes de hauteur Suposant la Figure droite et egallement posée sur ses deux pieds. Elle est de la main de Glicon grec.

Le même Hercule veu de côté a 7 têtes 3 parties 7 minutes de hauteur

3 p. 9 m ¼
2 p. 4 m
2 p 3 m ¾
2 p.
2 p. 3 m ¾
1 p. 4 m ⅔

3 p. 4 m.
2 p. 5 m.
3 p. ½ m.
3 p. 7 m ½
5 p. 7 m.
4 p. 11 m.
3 p. 6 m.

4 p. 8 m ⅔
3 p. 8 m
3 p. 7 m ½
3 p. 8 m ½

2 p. 4 m ½
2 p. 3 m
2 p. 3 m ½
2 p. 6 m
1 p. 10 m
1 p. 8 m ½
1 p. 6 m
1 p. 5 m
10 m

2 p. 4 m
2 p. 1 m
2 p. 5 m
1 p. 9 m
1 p. 1 m ¼

7 p. 10 m
4 p. 7 m ½
4 p. 9 m ½
1 p. 10 m

13 p. 9 m.
8 p. 9 m

Auec priuil. 6

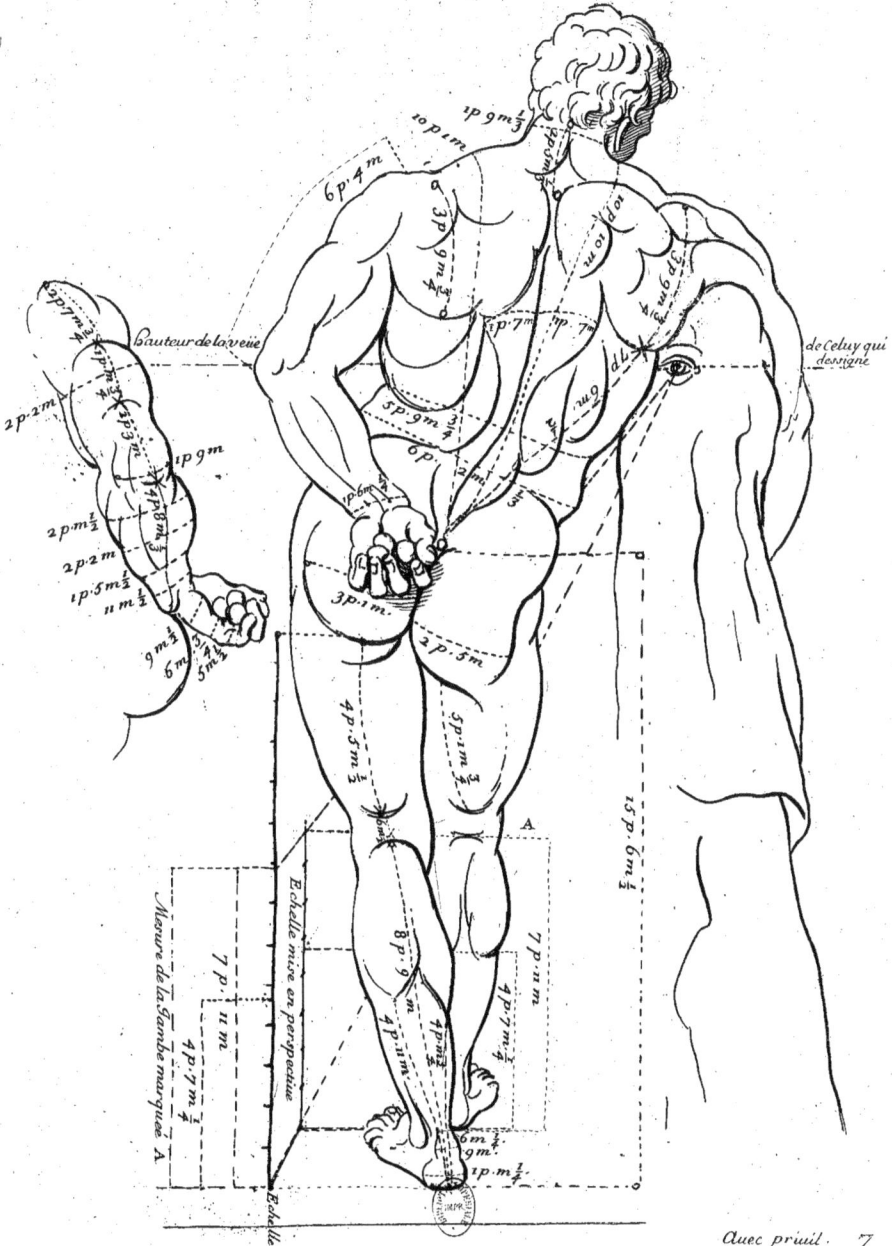

hauteur de la veüe

de Celuy qui dessigne

Echelle mire en perspective

Mesure de la Iambe marquee A

Echelle

A

Pyrasme au jardin Ludouise à Rome, a de hauteur 7 têtes 2 parties.

6p. 7 m

4p. 10 m.
5p. 1 m.
4p. 10 m.
3p. 2 m.
2p. 10 m.
3p.
3p. 9 m.
4p.
7p. 7m.
3p. 3m.
2p. 6 m.
2p. 1m.
3p. 2m.
3p. 3m.
2p.
8p. 4 m.
2p.
2p. 6 m.
2p. 1m.
2p. 3 m.
1p. 8 m.
2p. 4 m.
1p. 9m.
4p. 7m.
7p. 1m.
3p. 10m.
4m.
6m.
2p. 6m.
1p. 3m.
1p. 4m.
4p. 8m.

Auec priuil.

8

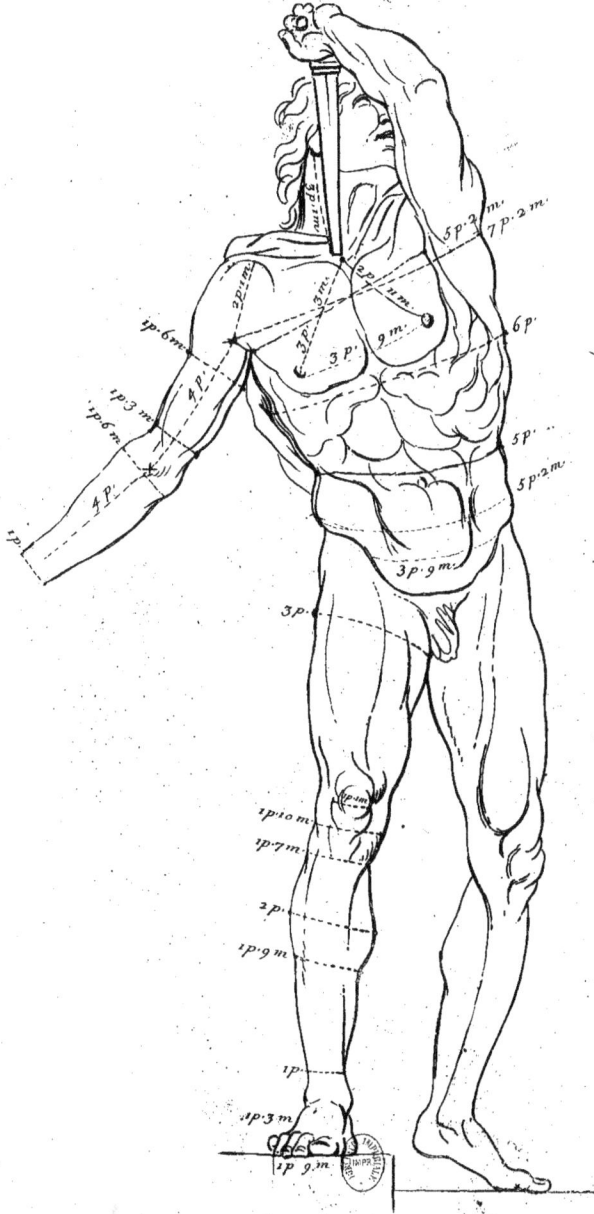

Le mesme 7 testes 2 parties de hauteur.

Le terme Ouurage Egyptien, a de hauteur 7 tétes 1 partie 7 minutes. Comme lá tete n'est pas de 4 mesures de nez il faudra les prendre de l'espace des 2 tétins, dautant que le haut de lá tête est Surbaissé.

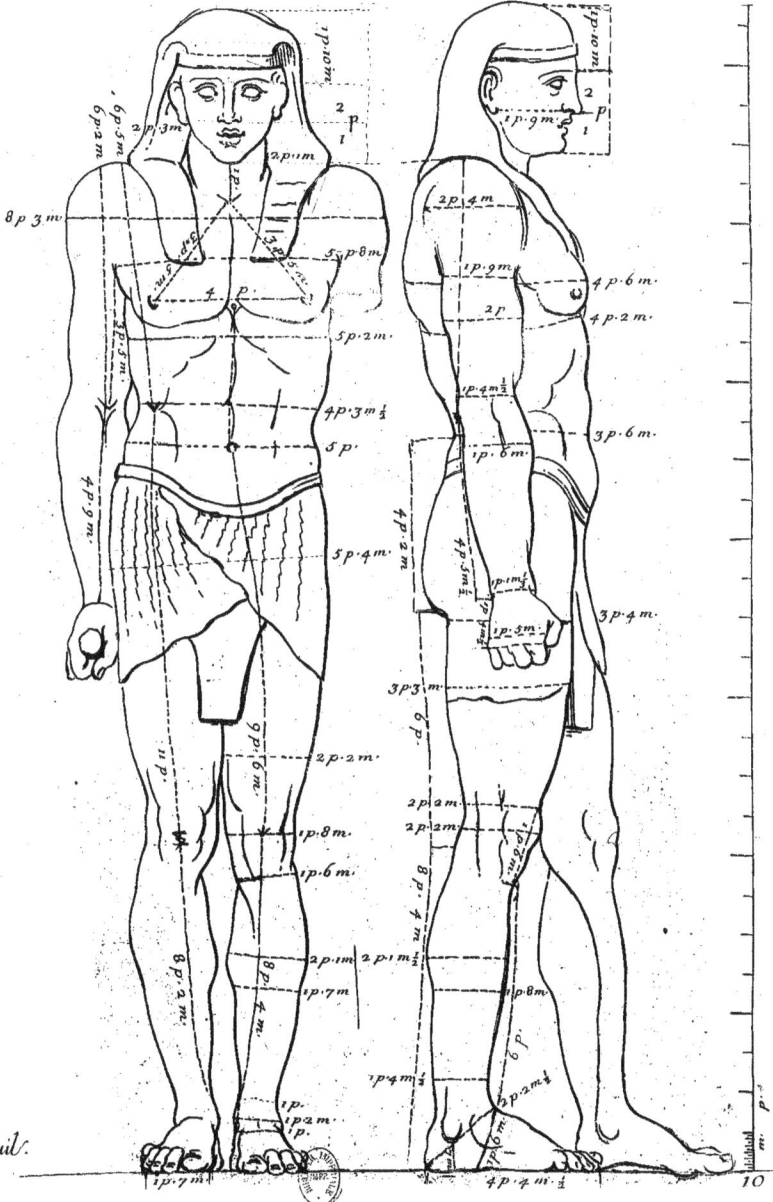

Auec priuil.

10

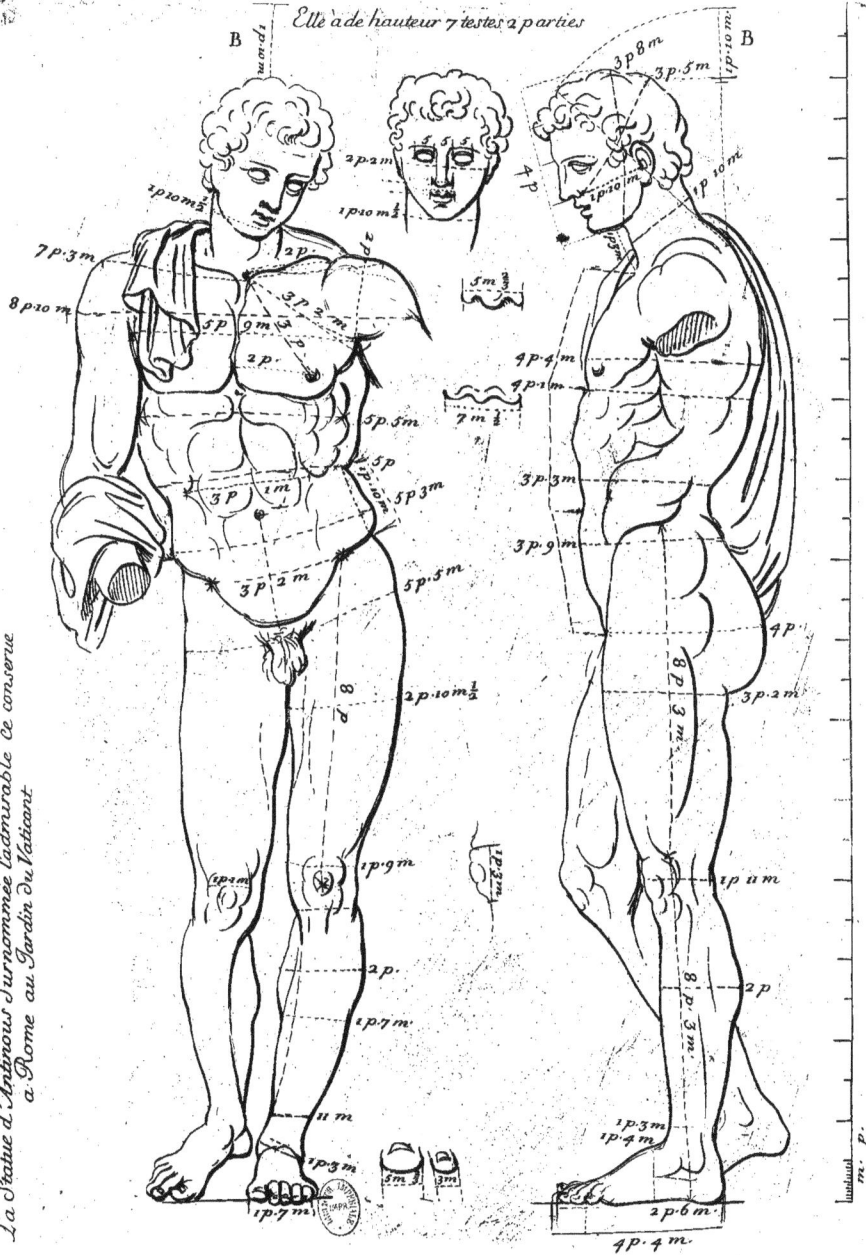

Elle à de hauteur 7 testes 2 parties

B

B

La Statue d'Antinous surnommé l'admirable Ce conserve a Rome au Jardin du Vatican

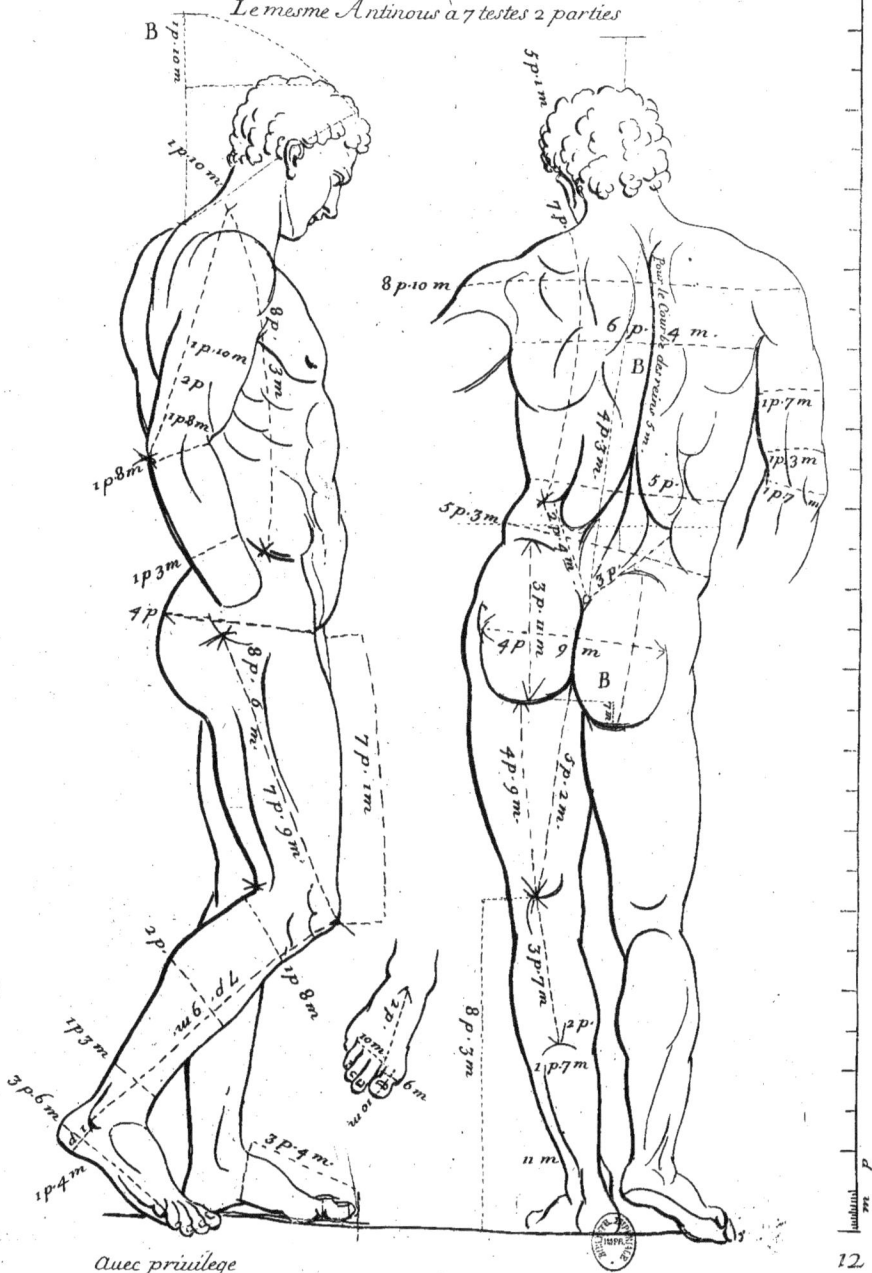

Le mesme Antinous à 7 testes 2 parties

B

8 p·10 m

6 p·4 m

Pour le Courbe des reins 5 m.

1p·7m

1p·3m

1p·7 m

5 p·3 m.

3 p·

3 p·2 m.

4 p·9 m.

2 p·

1 p·7 m

n m

8 p·3 m

B

1p·10 m

8 p· 3 m

1p·10 m

2p

1p8m

1p8m

1p 3 m

4 p

8 p· 6 m

7 p·9 m

7 p·1 m

2 p·

7 p·9 m

1p·8 m

1p 3 m

3 p·6 m

1 p·4 m

3 P·4 m.

Auec priuilege

12

La Paix des Grecs

A de hauteur 7 testes 2 parties supposant la Figure droite et egallement posée sur ses deux pieds. Elle se peut encore mesurer avec l'Echelle du l'Antin afin d'en examiner les diferences

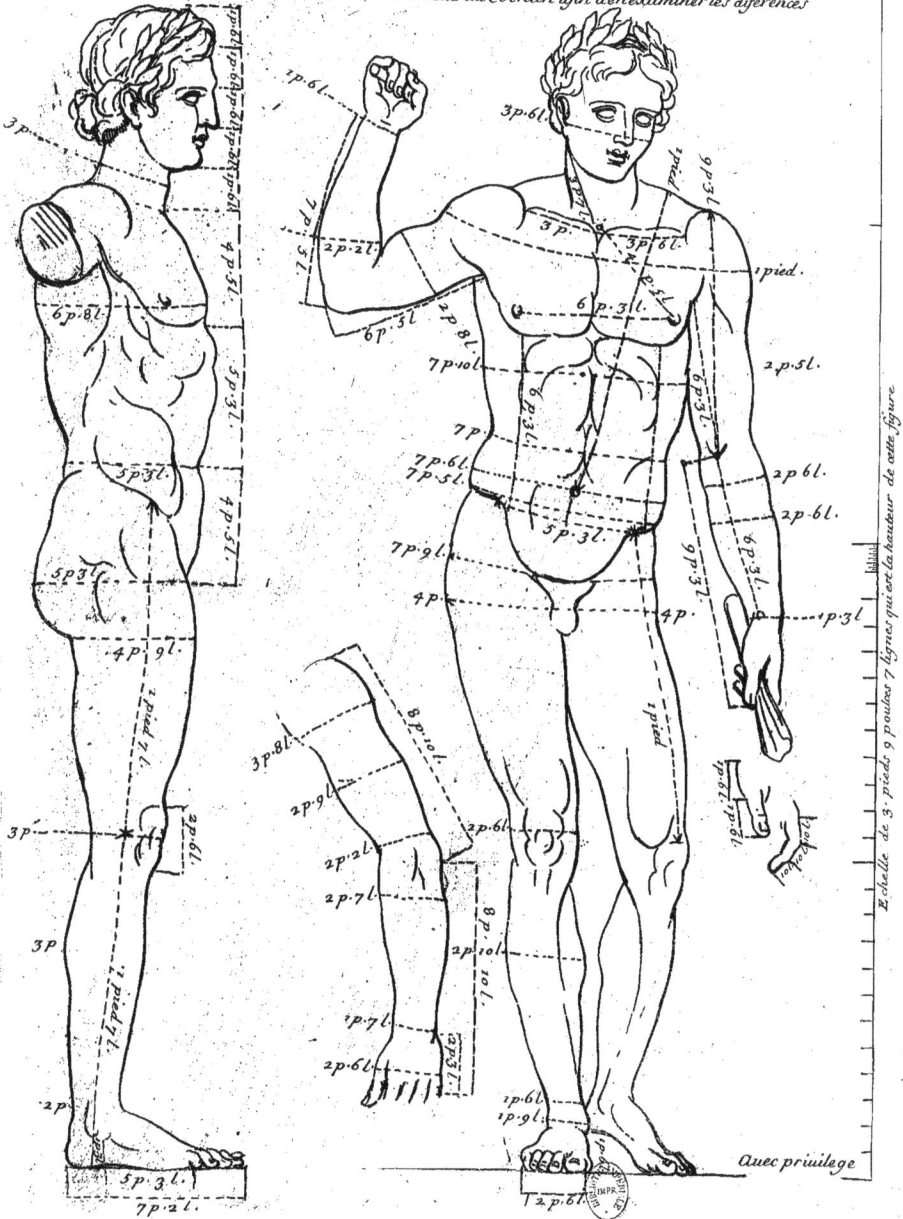

Echelle de 3 pieds 9 pouces 7 lignes qui est la hauteur de cette figure

Auec priuilege

13

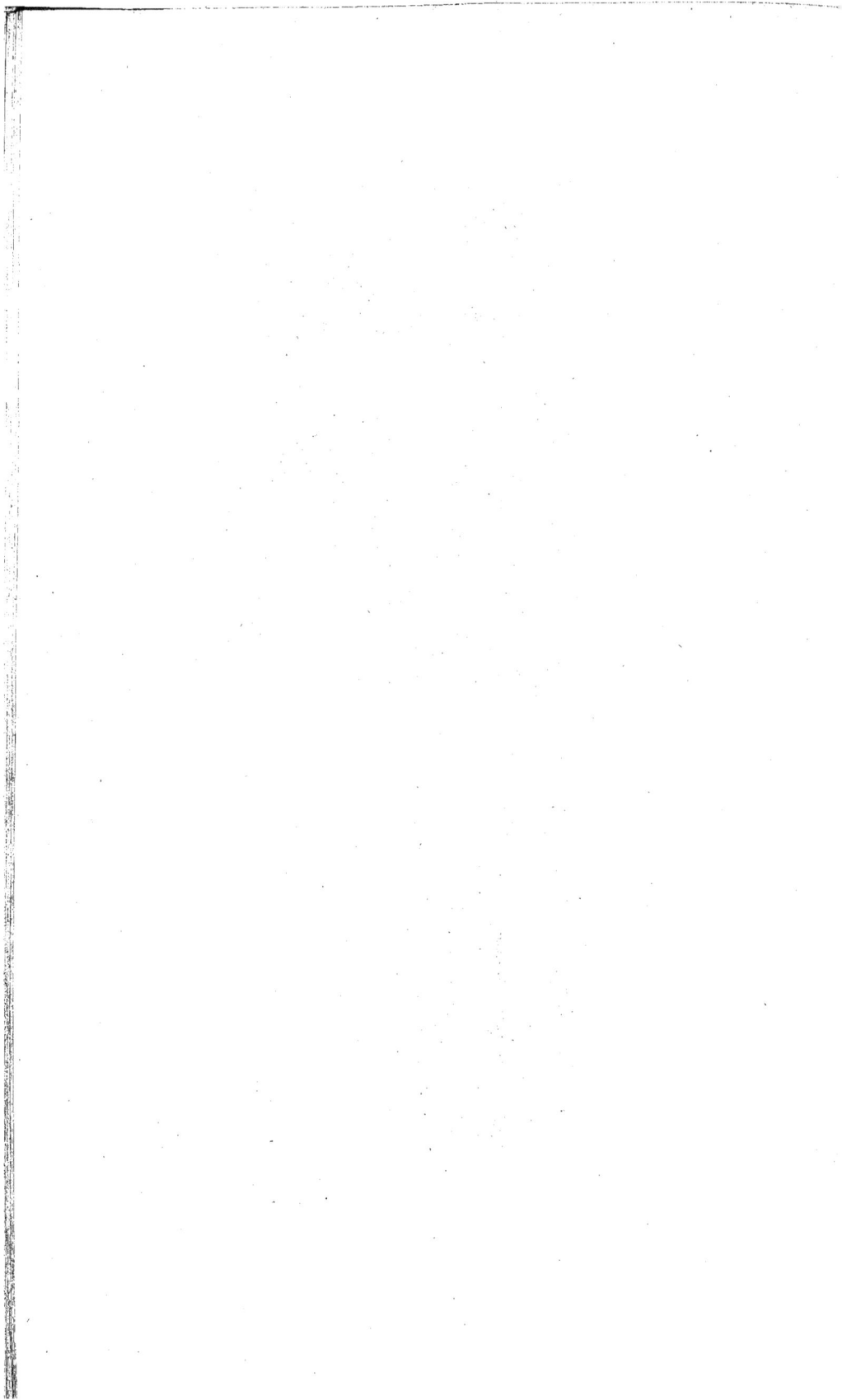

La Bergere Grecque a de hauteur 7 testes 3 parties 6 minutes.

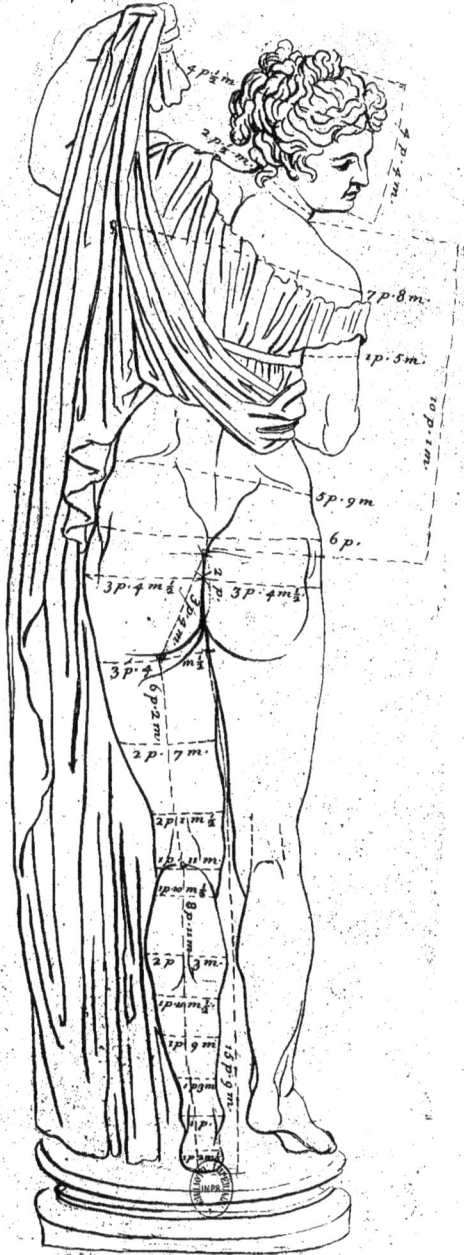

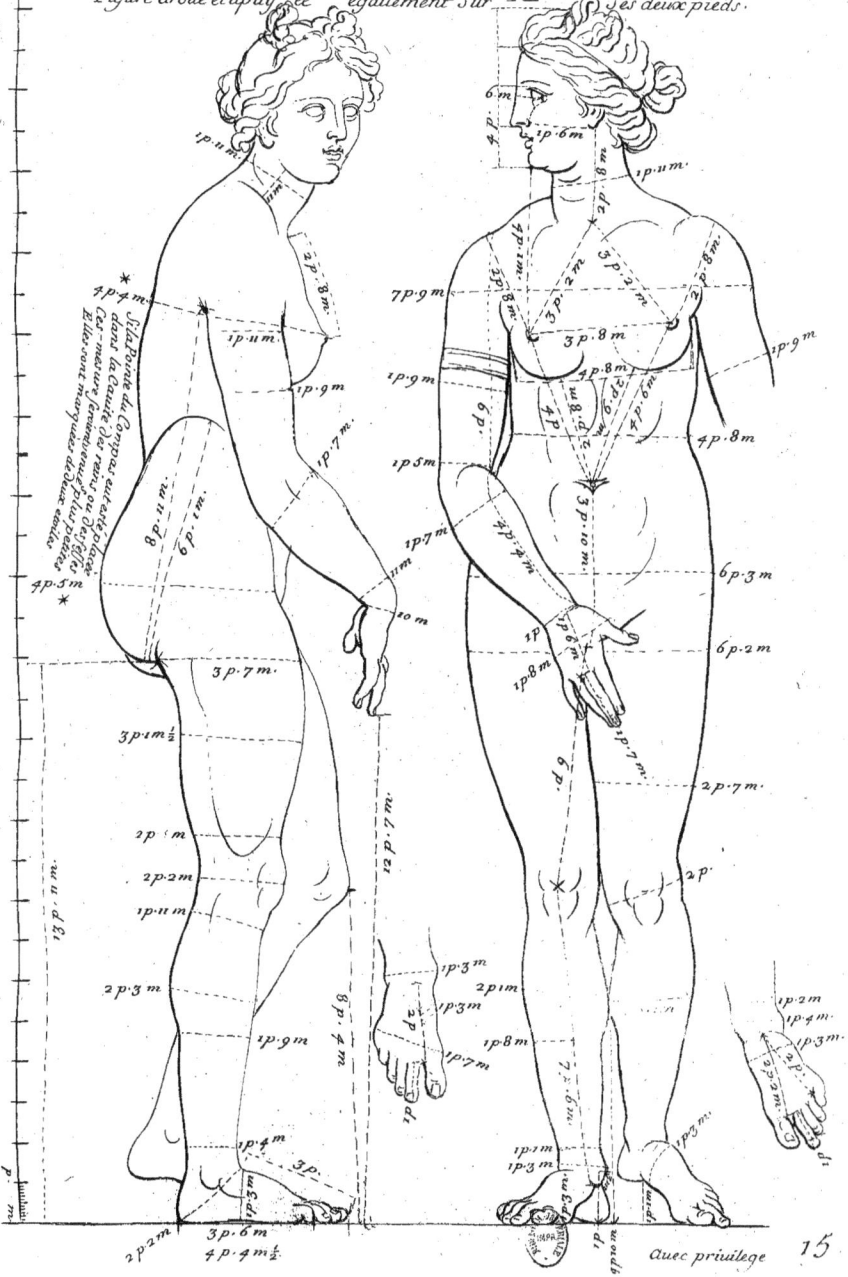

La Statue de Venus Aphrodide dite de Medicis à de hauteur 7 testes 3 parties, Suposant la Figure droite et apuy—ée egallement Sur — — — ses deux pieds.

Auec priuilege

15

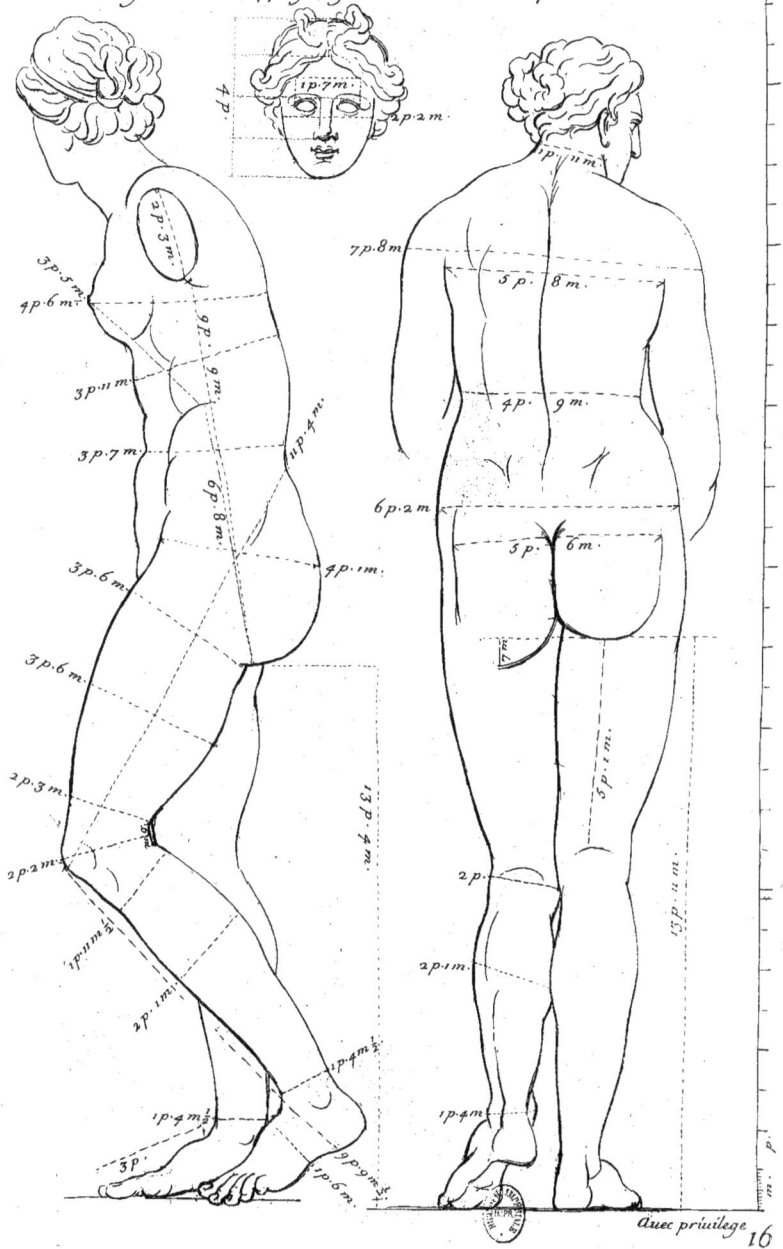

La Venus Aphrodide dite de Medicis a de hauteur 7 testes 3 parties supposant
la Figure droite et appuyée egallement sur ses deux pieds

4 p.
1 p. 7 m.
2 p. 2 m.

2 p. 3 m.

3 p. 5 m.
4 p. 6 m.
3 p. 11 m.
3 p. 7 m.
9 p. 9 m.
6 p. 8 m.
1 p. 4 m.
3 p. 6 m.
4 p. 1 m.
3 p. 6 m.
13 p. 4 m.
2 p. 3 m.
2 p. 2 m.
3 p. 11 m.
2 p. 1 m.
1 p. 4 m ½
1 p. 4 m ½
3 p.
9 p. 9 m ½
1 p. 6 m.

7 p. 8 m.
1 p. 11 m.
5 p. 8 m.
4 p. 9 m.
6 p. 2 m.
3 p. 6 m.
7 m.
3 p. 1 m.
13 p. 11 m.
2 p.
2 p. 1 m.
1 p. 4 m.

auec priuilege
16

Apollon pythien decochant ses fleches à de hauteur 7 testes 3 parties 6 minutes
Sa Statue est au Jardin du Vaticant

Auec priuilege

77

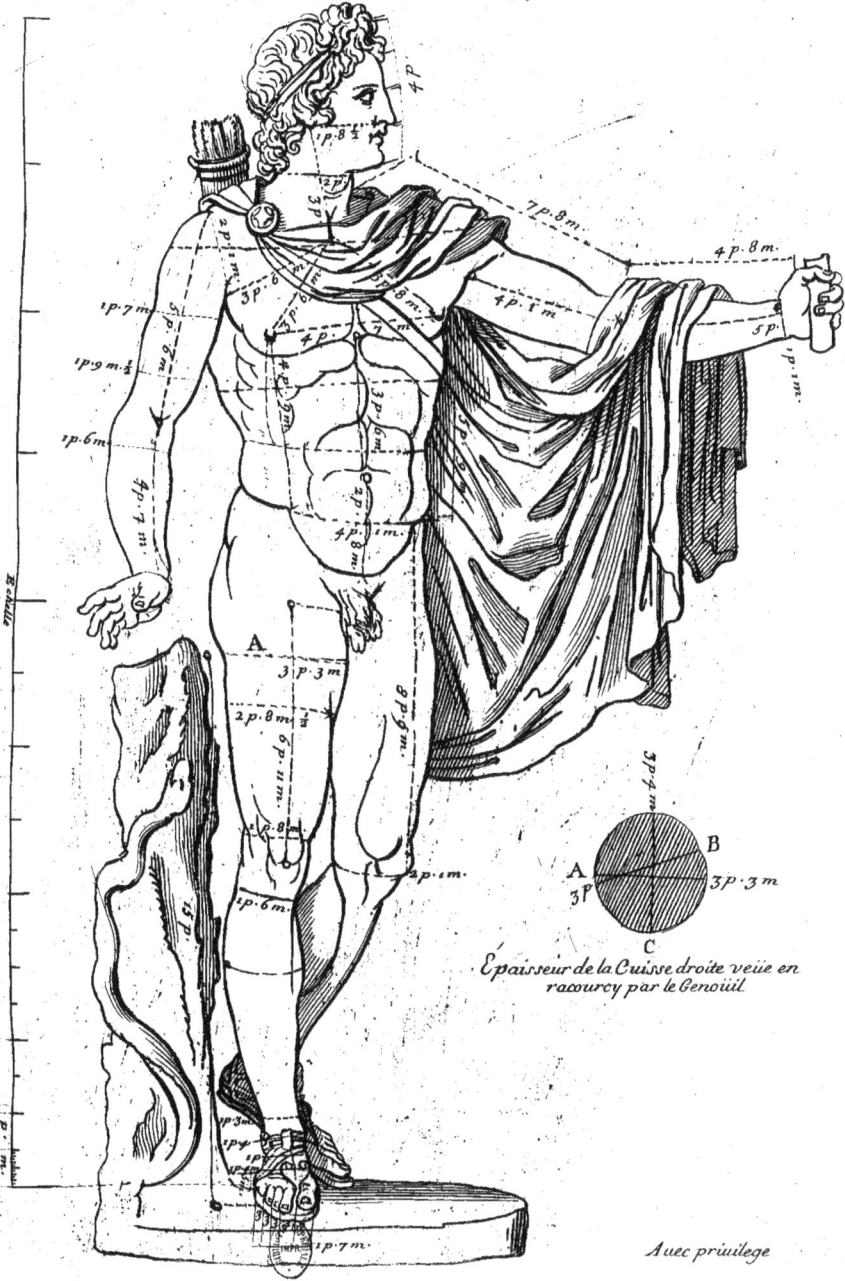

Le mesme a de hauteur 7 testes 3 parties 6 minuttes

Épaisseur de la Cuisse droite veüe en racourcy par le Genoüil.

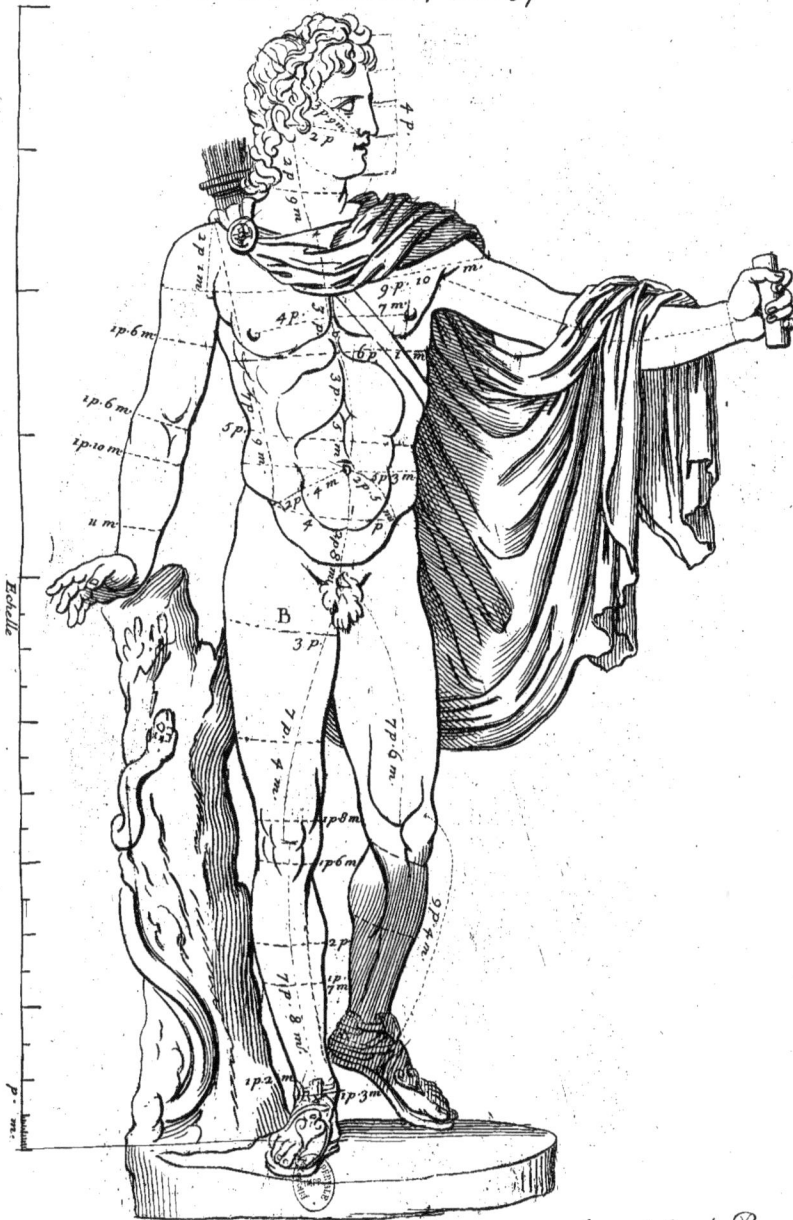

Le mesme à de hauteur 7 testes 3 parties 6 minuttes

Auec priuilege du Roy

19

Le mesme à de hauteur 7 testes 3 parties 6 minuttes.

La perspectiue empesche
que l'on ne voye le haut de la
figure aussi grand qu'il est

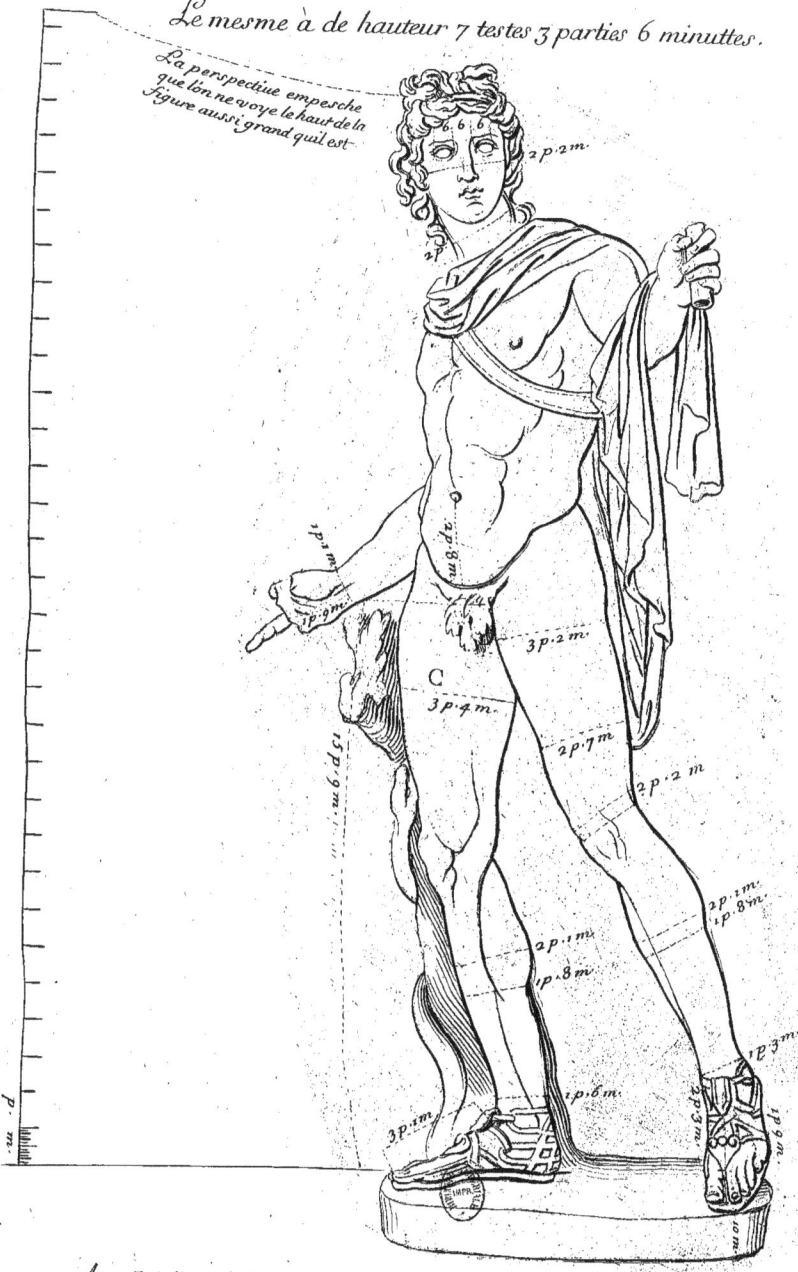

6.6.m.

2 p. 2 m.

2 p

1 p. 1 m.

2 p. 8 m.

1 p. 4 m.

3 p. 2 m.

C
3 p. 4 m.

1.5 p. 9 m. ...

2 p. 7 m.

2 p. 2 m

2 p. 1 m.
1 p. 8 m.

2 p. 1 m.
1 p. 8 m.

1 p. 3 m.

2 p. 1 m.
1 p. 8 m.

1 p. 6 m.

3 p. 1 m.

2 p. 3 m.

1 p. 9 m.

10 m.

P. m.

20

Ce fragment de l'antique, a de hauteur 7 têtes 2 parties. On croit que c'est du même qui a fait le Lantivi.

Avec privil.

21

La même 8 têtes de hauteur

Avec priul.

2.2

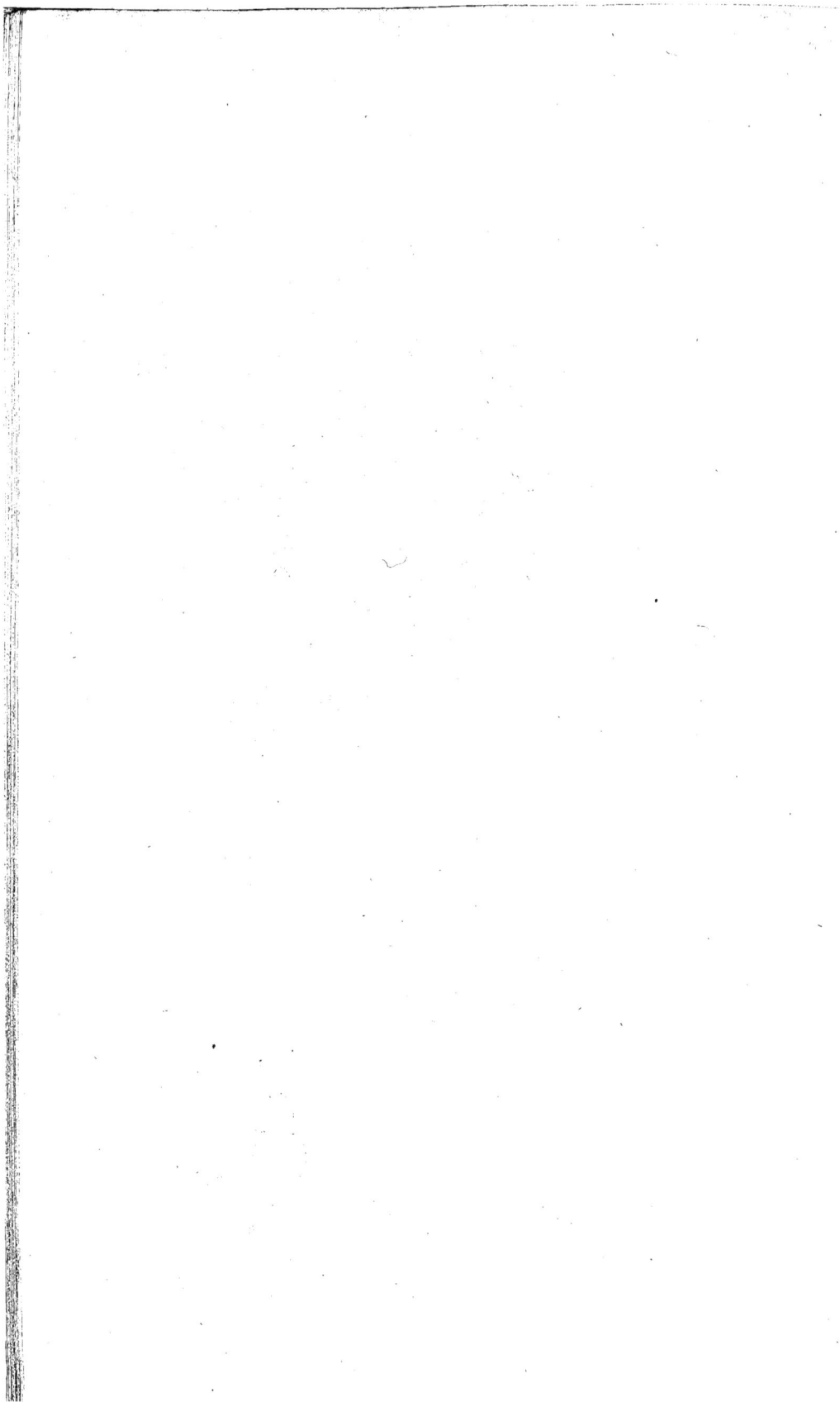

Mirmille mourant à de hauteur 8 têtes, sa Statue est à Rome au jardin Ludouise.

Auec priuil

23

4 P.

4 P.

8 P.

6 p.

2 p. 10 m.

2 p. 5 m.

10 m.

1 p. 8 m.

1 p. 7 m.

1 p. 8 m.

8 P.

3 p. 2 m.

6 p. 5 m.

1 p. 10 m.

6 p. 5 m.

3 p. 4 m.

2 p. 8 m.

3 P.

2 p. 8 m.

1 p. 9 m.

2 p.

3 P.

2 P.

3 P.

2 p. 4 m.

7 p. 11 m.

7 p. 11 m.

2 P.

7 p. 11 m.

1 p. 3 m.

4 P.

3 p.

4 P.

2 p.

1 p. 9 m.

3 P.

1 P.

1 p. 10 m.

Le grand enfant du Laocon à de
hauteur 7 têtes 2 parties

24

Auec priuil.

p·m

l'Un des enfans de Laocoon marqué B.
a 7 têtes de hauteur.

1.p.10m.

1.p.9.m.
1.p.8m.
1.p.3 m.
1.p.4.m.
1.p.5m.
1.p.4 m.
u.m.

1.p.3.m

B

2 p.3 m.

8 p.9.m.

9 p.6 m.

Auec pri̇uil.

2.p.9.m.
2.p.6.m.
1.p.9.m.
2.p.
1.p.4.m.

4.p.8.m.
4.p.6.m.
6.p.4.m.

7.p.1.m.

1.p.9.m.
3.p.2.m.
1.p.9.m.

Il a 5 têtes de hauteur.

26

avec précis

Les Parties du Visage mesurées de la mesme grandeur quelles sont en la Statue d'Apollon Pythien qui est au Jardin du Vatican.

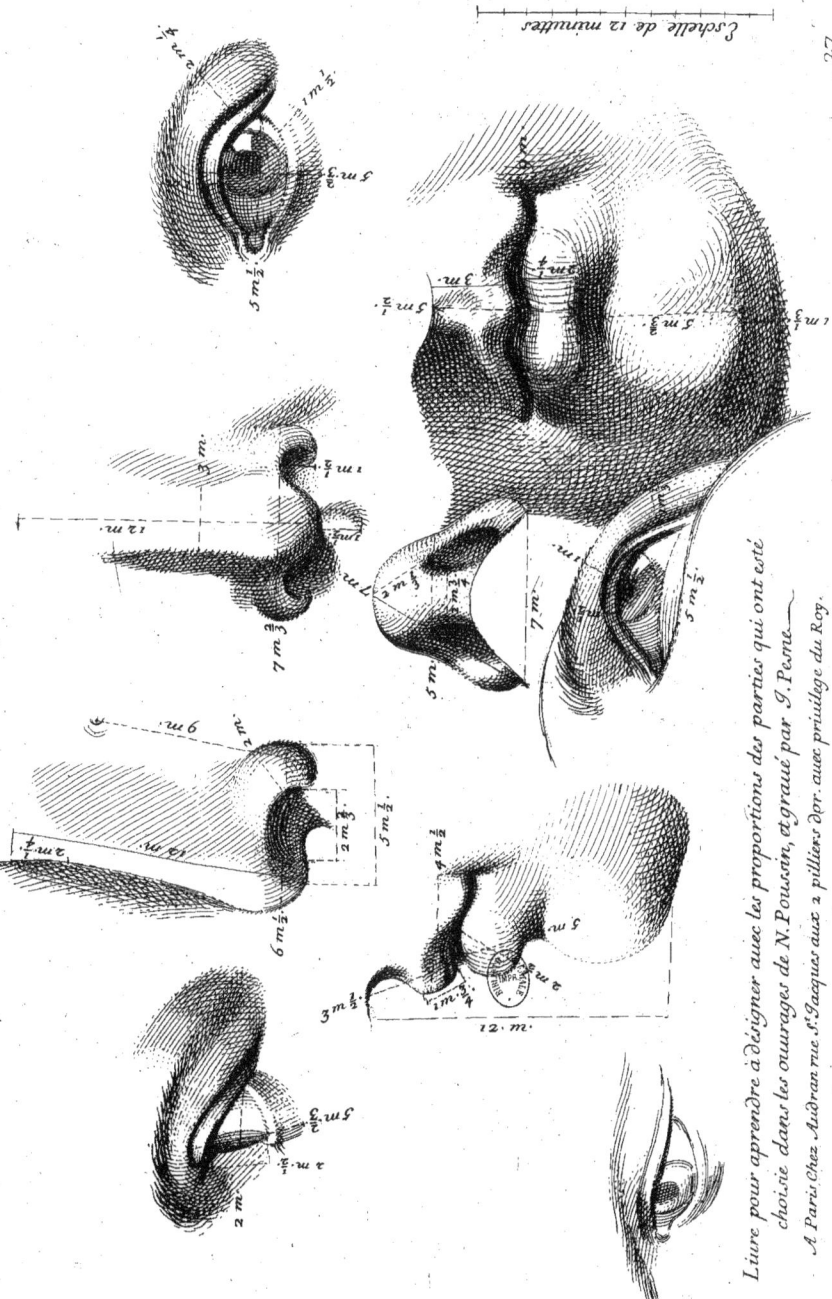

Livre pour aprendre à deisiner auec les proportions des parties qui ont esté choisie dans les ouurages de N. Poussin, et graué par J. Pesne.

A Paris Chez Audran rue St Jacques aux 2 pilliers dor. auec priuilege du Roy.

Les parties du visage d'une Venus antique mesurées de leurs memes grandeurs

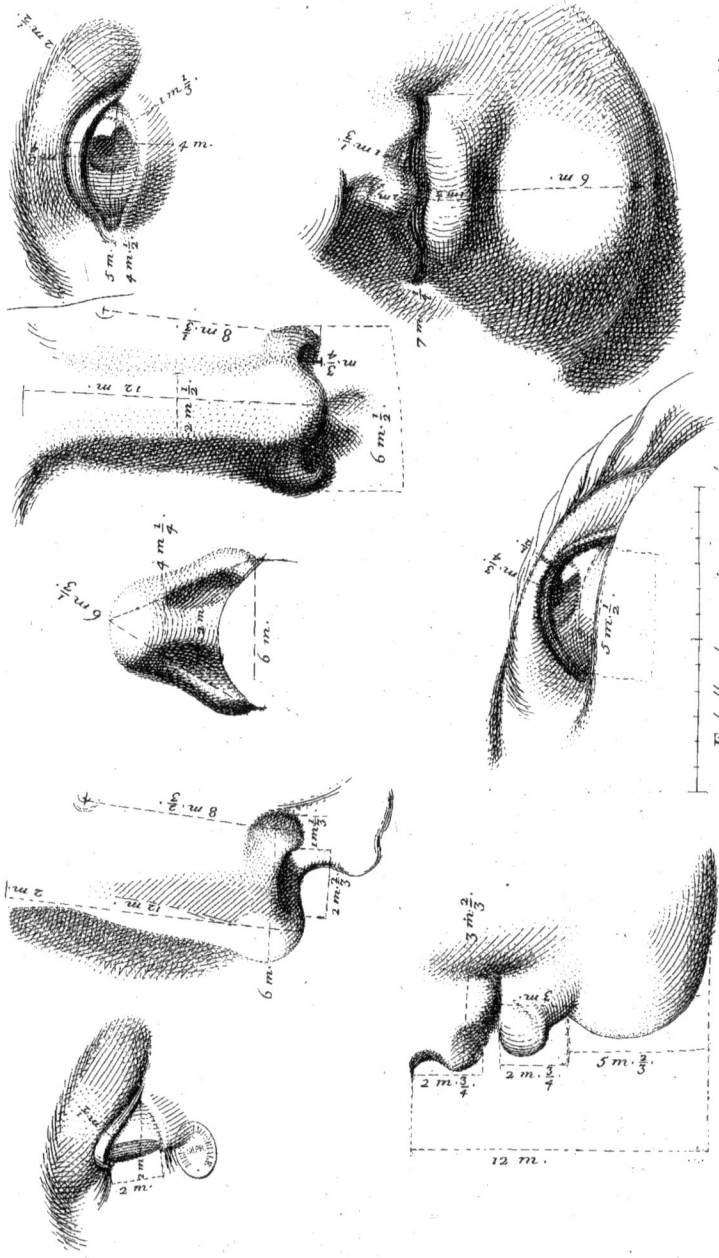

avec priuilege 28

Echelle de 12 minutes

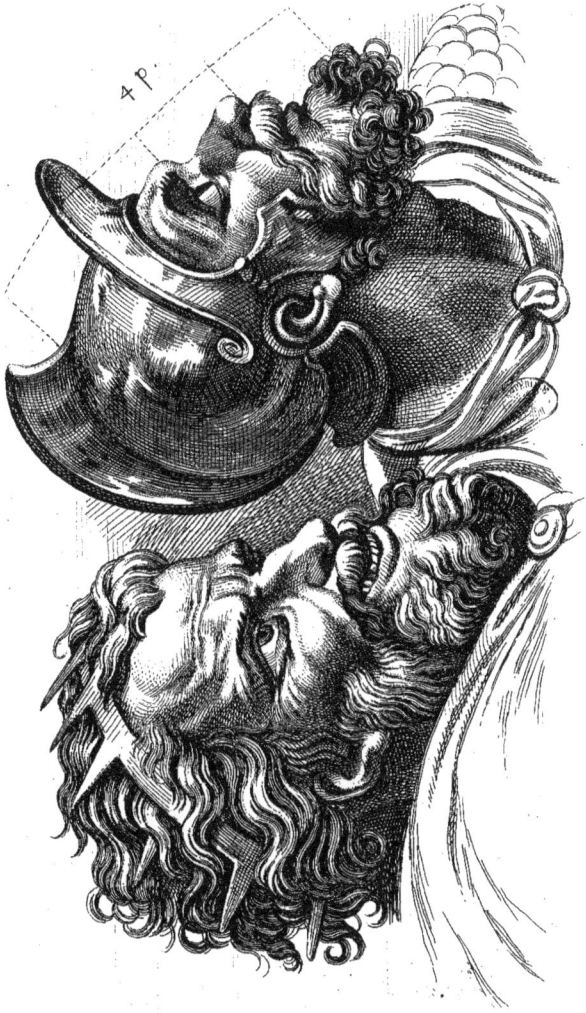

R. Vibin in. G. Au. Sculp. Cum privil.

4 P.

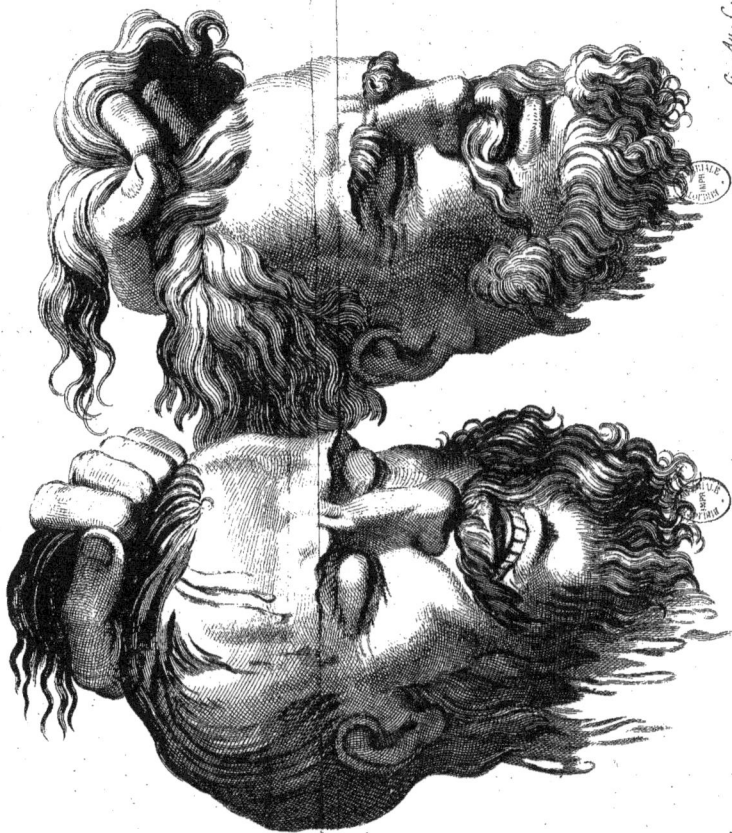